Schizophrenia Care

Vol.3 No.1 2018 Apr

CONTENTS

特集　地方独立行政法人　岡山県精神科医療センター

座談会　地域のニーズに応じた，その先の精神科医療へ
来住 由樹／松本 安治／竹中　央／黒岡 真澄／初鳥 日美／石神 弘基　2

インタビュー　病院長に聞く
来住 由樹　8

見る！聞く！看護のポイント インタビュー
行動制限最小化につながる看護のポイント　福山 睦美／大東 真弓　13

レクチャー
アルコール使用障害の治療の流れ
～単純化と複雑化のはざまで　橋本　望　18

連載　メディカルスタッフのための向精神薬のポイント
第9回　統合失調症における薬物療法の考え方　稲田　健　22

カロリーカットレシピ　たけのこと新玉ねぎと鶏ささ身の梅蒸し炒め　24

監修　加藤進昌（昭和大学発達障害医療研究所 所長／晴和病院 理事長）

※本誌では原則，お名前を敬称略にて表記しております．

特集　地方独立行政法人　岡山県精神科医療センター

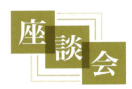

地域のニーズに応じた，その先の精神科医療へ

来住 由樹（司会）　地方独立行政法人　岡山県精神科医療センター　医師，院長
松本 安治　　　　同　事務部長
竹中 央　　　　　同　医師，副院長
黒岡 真澄　　　　同　精神保健福祉士，地域連携班班長
初鳥 日美　　　　同　作業療法士，デイケア班班長
石神 弘基　　　　同　看護師，訪問看護師長

来住　本日はお集まりいただきありがとうございます．今回は当院の多職種の皆様から，各部署で，どういう思いで日々働いておられるかを通して，当院の考え方や今後の方向性，精神科医療の今後の課題についてお話しいただきたいと思います．

1. 県立病院の在り方を問われるなかでの変革

来住　まず，本日のメンバーでは一番古く，県立病院時代に県の事務官として当院で働いておられた経緯のある松本事務部長から，当院の歴史を紹介いただきたいと思います．

松本　私が当院に勤めたのは今から38年前，1979年になります．当時はまだ古い病院で，建て替えの話が出ては頓挫することがくり返されていました．病室も大部屋のみの閉鎖病棟と，6人部屋の開放病棟がありましたが，当時の事務の私から見た精神科医療は患者さんのためとはいえず，言葉は悪いですが，地域社会から隔離するための病院というイメージでした．

それでも当時の県立病院では開放病棟での治療を目指しており，「何でも開放」という印象で，今から考えれば少し乱暴だったかもしれません．そのようななか1998年に中島豊爾先生が院長として赴任され，病院の建て替えを敢行し，地域への取り組みに乗り出されたのです．

来住　1983年ごろから変化が起き始めたということですね．具体的にはどのような変化ですか？

松本　まず，作業療法士（OT）を岡山県ではじめて採用したことでしょう．当時，診療報酬も付かないなか，患者さんの社会復帰に向けてはOTの力が必要だろうと考え，県が採用に踏み切りました．また，そのころから社会的支援も整備されてきて，精神障害者の方の障害者年金も認められました．患者さんの自立に向けて当時そこが大きなハードルとして立ちはだかっていましたので，非常に大きな変化といえます．このように，「閉鎖から開放へ」といううねりのなかで病院全体に勢いがある時代だったといえます．

来住　当時，東の三枚橋病院（群馬県），西のまきび病院（岡山県）などをはじめとして，開放化病棟や，患者さん中心に生活の場で支えるなど，それまでの精神科病院を解体するということが大きなテーマになっていました．そのような流れのなか，当院は全閉鎖病棟化を選択

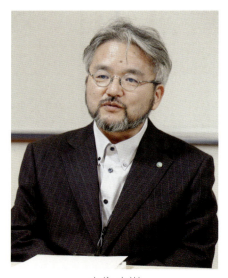

来住 由樹

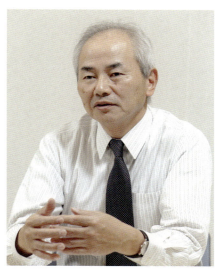

松本 安治

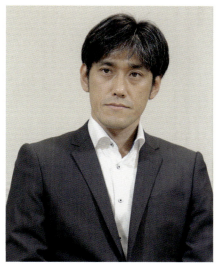

竹中　央

した．それはどうしてですか？　副院長の竹中先生から紹介いただけますか．

2. 開放化の時代に全閉鎖病棟の選択

竹中　私は2005年に当院へ赴任当時，開放病棟で10年も入院していられる患者さんがなぜ県の施設におられるのか疑問でした．開放病棟でも治療ができる方は民間の病院に任せ，閉鎖でないと治療ができないほど重症な患者さんを県がみるべきだというのが，当院の考えであり，私もそのように思います．

ただ当時は社会資源の事情が今と異なり，当時はデイケアや訪問看護ステーションなどの資源が不十分でした．少し重い患者さんになると県立病院に入院しておられたものと思われます．しかし現在，これらの資源が充実してきて地域でバックアップできる体制が整ってきましたので，公的病院は閉鎖のみの治療に注力すべきと思います．今後，ニーズが変わってきて本当に閉鎖でよいのか，という議論も起こってくると思われますが，現状は閉鎖のみが適当と思います．

3. 精神科医療を通してみえてきたこと

来住　いまお二人のお話から，OT導入は精神科医療の大きなステップであったことを改めて認識しました（図①）．OTの初鳥さんは2008年の赴任ですが，それ以前に当院へ実習に来られたときに，当時，当院リハビリ部のOTをされていた八杉さん（現在，訪問看護ステーション株式会社八豊会を立ち上げ運営されている）に出会われていますね．

初鳥　八杉さんには実習でお世話になり，その後も岡山県作業療法士会での活動等を通して交流がありました．そのなかで当院の改修の話や，当院のOT部門の今後の展望について聞かせていただいていました．

来住　前職は総合病院のリハビリでしたが，精神科のリハビリに変えられたのですね．

初鳥　OTは病院の中で働くリハビリと，地域で働くリハビリという選択があると思います．後者で精神科

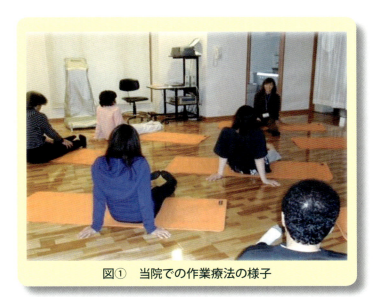

図①　当院での作業療法の様子

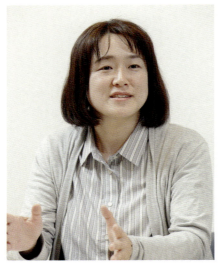 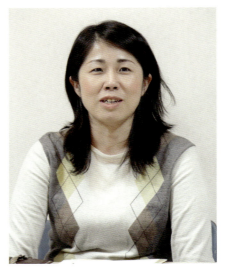 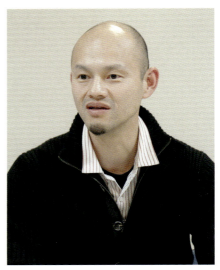

初鳥 日美　　　　　　　黒岡 真澄　　　　　　　石神 弘基

OTが関わるのは，長期入院により障害された患者さんの生活を，患者さんと共にいかに組み立てて地域に定着していくかというところです．私が精神科に専門を変えたのは，当院では各OTが患者さん一人一人に合わせた支援を丁寧におこなっていくところを保証してくれたことが大きいといえます．当院では患者さんと伴走するスタッフの動きを病院全体が支えてくれていると思います．

　来住　OTの方は学会などで作業療法の説明の際に川のイラストを出されることがありますが，あれは何を意味しているのですか？

　初鳥　川モデル（図②）のことですね．作業療法を進めていくなかで，つい患者さん本人よりも機能回復のほうに気を取られかねません．しかし，その人にはどういう人生が流れ，どんな困難な状態にあり，それを私たちがいかに伴走しながら，機能回復だけではなく，本来その人が持っている力をどう生かしていくかということが大事であることを，川の流れに見立てたものです．

　来住　少し意味合いが違いましたが，当院で英国に研修に行ったときも統合失調症の方がご自分の人生を川に例えていましたね．伴走もなく，入り江や停泊地が何もない川のように辛かったと．

　初鳥　統合失調症は若くして発症される患者さんが多く，その方の長い人生を，医療プラス学業，就労などの環境も含め，地域の中で関わるのが私たちの仕事だと考えています．

　来住　精神保健福祉士（PSW）の黒岡さんは，民間の精神科病院から当院に来られました．精神科救急病棟で2年間勤務した後，地域医療連携室に移り，総合病院や民間機関とのつながりも開拓して下さっていますね．

　黒岡　前職では長期入院と終末期の看取りの方が多い病棟でしたので，退院や地域移行とは隔たりがありました．当院に来て，若年の初発精神病エピソードの患者さんが，数十日で回復し退院されるのを目のあたりにして，統合失調症という病気の印象が大きく変わりました．その方たちは，その後回復期デイケアを利用し半年〜1年で復職・復学されていきます．そういった状況をみて，前職で長期入院をされていた患者さんにもっと若いころに支援が入ったらよかったのにと思います．

　地域医療連携室では，通常受けられる身体科治療を精神科の患者さんが受けられないなど，待遇に隔たりを感じ，悔しさも覚えますが，これまで自分たちが取り組んでいなかった結果と認識し，更なる取り組みが必要と考えています．そのためには，自身が視点を変えたり動き方を変えたりと，変化し続けることが必要だと思います．困難を抱えた患者さんを支援する．そのために必要な連携をつくっていくためにつねにどう変化できるかを突きつけられている職場だと思います．

　来住　訪問看護師長の石神さんは2007年から当院に勤められ，そのころ司法精神入院棟がスタートしましたね．

　石神　前職は総合病院の呼吸器病棟で慢性疾患の患者さんを中心に看護をさせてもらっていました．当院では司法精神入院棟・地域連携室での勤務を経て，現在は訪問看護で働いています．司法精神入院棟で勤務をしていたとき，患者さんから「早く退院したい」と相談される

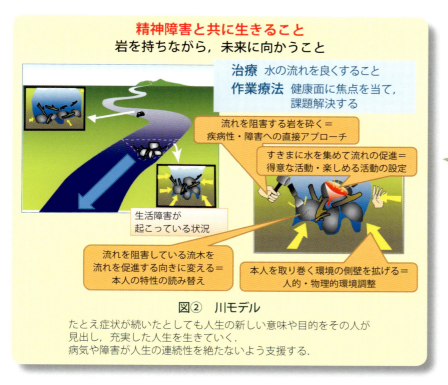

図② 川モデル
たとえ症状が続いたとしても人生の新しい意味や目的をその人が見出し，充実した人生を生きていく．
病気や障害が人生の連続性を絶たないよう支援する．

ことがよくありました．当時の私は精神科経験が浅かったこともあり，精神疾患を抱えた患者さんが地域生活をされる具体的なイメージが持てず，退院までに解決しておくべき課題が明確にできずに悩んでいたことを覚えています．その当時も退院後に患者さんが安心して地域生活できることを目標に支援していたつもりですが，いま振り返ってみるとやはり「退院」が目標になっていたように思えます．

訪問看護に異動後，実際に地域で支援をさせてもらうようになり，患者さんが精神疾患を抱えながら元の生活を取り戻すことは，そう容易いことではないことを肌で感じました．

精神疾患の受け容れがたさ，医療と生活の両立のむずかしさなど陽性症状以外の問題を抱える方も少なくなく，患者さんが社会復帰を考える余裕を持てるように支援するためには，症状のみにとらわれすぎないことも重要であることを実感しました．その一方で医療者の想像を超えて回復される方も支援させていただき，患者さん自身が持っている力に驚かされることも少なくなかったです．

そういった経験から地域支援で重要なことは，医療的には多少のつまずきが予測されたとしても患者さんの意志と自主性を第一に考えて寄り添いながら支援することだと考えるようになりました．またある程度，自立して生活をされている方については，患者さんやご家族，主治医とも協議をして，支援の終結や他の支援機関へバトンタッチを意識的に提案するなど，医療が患者さんの自立の妨げにならないような意識を持つようにしています．

4. 岡山市・身体精神合併症救急連携事業

来住 竹中先生は麻酔科医で集中治療室やオペ室で働いておられたのち当院に来られました．先生の赴任以降，精神科と身体科の境界線が重なりはじめ，さまざまな治療へアクセスしやすくなったといえます．近年，当院では総合病院との連携事業をはじめましたが，これはどのような事業ですか？

竹中 総合病院の一般科に救急搬送された患者さんに精神症状があり，その対応で苦慮されたときに当院に相談していただきます．当院はご相談にお応えし，必要があれば往診をし，患者さんの身体症状がよくなったら，受け入れもするという，市の事業の一環として3年前からスタートしました．

来住 一般科では精神科の症状がある患者さんへの対応に不安があり，受け入れを戸惑ってしまい，その間，救急車が立ち往生という事態の改善をはかるためにはじめたものでした．

竹中 市内の総合病院を中心に年間100件くらいのご相談があります．その結果，実際に救急車の現場滞在時間が短縮化していますので，身体科の先生方が受け入れて下さりやすくなったことにつながっていると思います．一方で，当院の患者さんも総合病院でよりスムーズに対応していただけるようになりました．コミュニケーションの機会が増えるほど，お互いの理解は進むので，本事業を通して連携の促進がはかられていると感じています．

5. リハビリテーションの機能分化

来住 リハビリテーション（デイケア）も機能分化させましたね．

表① 精神科リハビリテーション（デイケア）を機能分化

	サンクト・デイケア	病院・デイケア
特徴	時間をかけた就労支援 伴走型の生活安定支援	治療型・目的志向型 コース制の導入
病相期	慢性期・維持期	回復期・（病勢期）
期間	目的を達成するまで	1年を目途

初鳥 1988年に開設したデイケアは，ずっと生活を支えていくという居場所型で，若い患者さんなどは希望を持ってもっと回復したいのに，自主性や自立性を高めるための設備が不十分でした．2013年に，患者さんの社会復帰の後押しをできる目的志向型で回復促進型のデイケアを院内に開設するとともに，慢性期の患者さんの生活支援をおこなうデイケアを東古松サンクト診療所に移しました（表①）．回復促進型デイケアでは治療とあわせ，病気の理解や心理教育，認知機能の向上をはかる各種プログラムをおこないます．就労希望のある患者さんでは，実際に施設見学や先輩の話を聞きに行き，働くイメージをつかんでいく．就労移行支援事業で受けられる支援などの情報提供をしながら，本人が目的を持って，または，目標を目指して進んでいくことをお手伝いしている場所です．

松本 毎年30人以上就労に成功しており，県の目標の半分を当院がクリアしている状況です．

来住 それは当院だけの力ではなく，労働局・ハローワークや障害者職業センターとの連携のなかで円滑にバトンが渡せるということですね．初鳥さんは地域の企業等への就労説明会に出席されていますね．

初鳥 2013年ごろから障害者職業センターの会議に参加しています．精神障害のある方を雇用している企業，事業所もかなりあり，社会的にも地域の精神障害のある方へ視点が向いているのですが，受け手の企業や事業所側も不安が非常に強い．いま支援して下さっている機関もじつは不安が強いのが実状です．そこへ私たちがどう伝えていくかが重要です．たとえば高齢，障害，求職者雇用支援機構の講習会で企業の相談員の方に精神障害の基礎知識や一緒に働くために必要なことを説明する講座をおこなっています．就労希望の患者さんも，雇用先の方も安心して働けるよう取り組みが整備されつつあります．

来住 黒岡さんは地域包括ケアのなかで精神障害の方への理解を深めていただいていますね．

黒岡 精神障害にも対応した地域包括ケアの構築が推し進められています．地域で患者さん支援をしていくため，保健，福祉，医療のスタッフでケア会議が日常的に開催されています．会議内容は医療以外に関することも多いですが，当院から医師も出席していることを地域の出席者から高く評価いただいています．医師も含め，支援の目標が病状回復だけではないことを共有できている印象です．

6. 子どものこころ，依存症の拠点施設として

来住 当院は子どもの心のケアにも力を入れていますね．

初鳥 放課後デイケアでは，小学生，中学生，卒業した子も来ています．発達障害の方に特化した就労プログラムも実施しています．

来住 当院は依存症拠点病院でもあります．依存症診療はその家庭で育つ子どもを守る治療でもあります．また，消化器疾患など，総合病院へ入院された方にもアルコール問題を抱える方は多く，かかりつけ医，消化器内科医などと協働が必要な領域です．

7. 当院がめざすその先の医療へ

来住 では，地域のニーズに応じた精神科医療とはどのようなものでしょうか．

初鳥 患者さんが地域にフィットしていくことが重要で，そのためにはその人の持つデコボコも含めて，いい

ところをみつけて支援して，地域で必要な資源をフィットさせていく．シューフィッティングに例えるとすれば，フィッターが合わせるのではなく，自分の力で靴が馴染んでいくという形が望ましいと思います．

　たとえばデイケアには多職種がいることが強みで，さまざまな職種の視点からその人を見ることができ，利用者さん同士の力の中でもその人のよさが出てきたり，個別の中だけではわからなかったことが，大きな集団の中で本人が学ぶなかで変化し表れてくるのです．私たちは，地域の持つこのような機能をメンテナンスするのが役割で，やがてすべて地域に任せるようになるのが良いと思います．

　松本　私たちがすべきことは病気の治療だけではありません．精神疾患がある患者さん本人を中心に家族も含めて，地域の中で支援していく．そのために行政や他機関に働きかけ連携し，社会資源を整え，地域づくりをする．やがて民間機関にバトンタッチできる地域基盤をつくることが，その先の医療に向けた当院の使命ではないでしょうか．

8. 今後の展望

　来住　皆さんの今後への意気込みをお願いします．

　松本　かつて精神科病院は特別な病院だったと思いますが，現在は開かれた医療機関として各方面と連携を強めています．だからこそ，われわれ当院スタッフは精神科の専門職として仕事をしていきたい，専門家ゆえの「思い」を持って患者さんと向き合っていきたいと思います．

　黒岡　入職当時，患者さんにどのように支援してよいかわからず，自分自身がとても困る経験を日々していました．長年の経験を経て，最近は少なくなってきましたが，やはり患者さんと一緒に困ることを実感できるようにしておきたい．困る経験から新たなつながりや工夫をつくりだす力にしていきたいと思います．

　初鳥　新しく導入した回復型デイケアは病院の中でありながら，地域と一番近いところで，なおかつ利用者さんが回復するところを間近で見ることができるやりがいの大きい職場といえます．利用者さんが元気になっていくなかで私たちも元気にさせてもらっていることをつねに意識して，成果につなげていきたいと思います．

　石神　今後，地域包括ケアシステムが実現していくとすると，地域で複数の疾患を抱えながら過ごす方が増えることが予測されます．その際の重要な課題の一つとして，身体科と精神科の連携があがると考えており，私たち訪問看護に関しても具体的な方策を検討していく必要があると考えています．

　来住　つねに自身が変化をする努力を怠らず，患者さんの気持ちに真摯に対峙することが，患者さんが希望を持ち，地域に馴染んでいくことにつながるのですね．

　本日はありがとうございました．

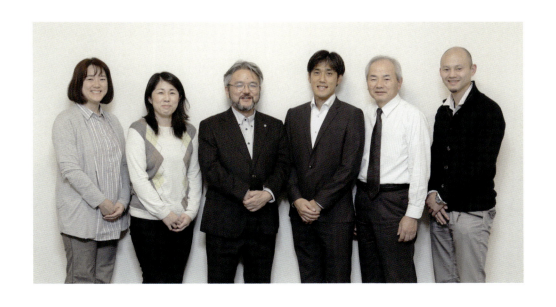

インタビュー

――先生はどのような経緯で精神科医療を専門にされたのでしょうか？

来住 岡山大学医学部の学生時代，当院現理事長の中島豊爾先生が岡山大学医学部精神科の講師をされていました．大学の教官なのに革ジャンでスポーツカーに乗っている名物講師で，先生の人間的な魅力にひかれたことが精神科に興味を持ったきっかけだといえます．しかし，当時私の周りには精神的な問題を抱え，抑うつ症状や自殺念慮を訴える学生たちがおり，若い私は自分が巻き込まれてしまいそうで，精神科なんてとても無理だと思いました．当時は救命救急医になりたいと考え，その後公衆衛生学の必要性を感じ，大学院で公衆衛生学を学んでいました．そのころ，まきび病院という岡山県の民間精神科病院に勤務している同級生から，内科として手伝ってくれないかと誘われたのです．

1970年代わが国で，「閉鎖から開放へ」という精神科医療の変革のうねりが起こり，行動制限や隔離をせず患者本人を中心に医療を組み立てることに取り組む施設が現れはじめ，まきび病院はその代表的な一つでした．そこで働きはじめたところ，精神科の患者さんは苦しそうで，身体の病気と比較はできないけれど，精神が病んで自分が考えることが思いどおりに進まないことはこんなに苦しいことなのだ，と私自身ようやく感じるようになりました．そこの病院長は一色隆夫先生といって中島先生の2級上の方で，お二人は互いに信頼し合った変革者でしたので，お二人にも導かれる形で，岡山大学精神科の門を叩きました．

――当院の沿革や特徴をご紹介ください．

来住 当院は，精神保健福祉法に

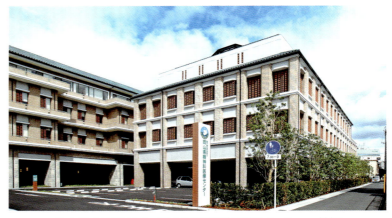

地方独立行政法人 岡山県精神科医療センター 外観

特集 地方独立行政法人 岡山県精神科医療センター
インタビュー 病院長に聞く

岡山市街地のほぼ中心，市役所などの各庁舎や大学病院，市民病院などネットワークの絶好な駅から徒歩圏内の静かな住宅地に佇む瀟洒なレンガの建物，それが地方独立行政法人 岡山県精神科医療センターである．緑や光や風があふれるフラクタル要素を取り入れた設計は来院者や入院患者に安らぎを与えるとともに，街にとけこみ地域に受け入れられるための環境配慮が凝らされている．一方で，公的な病院として政策医療も担う当院は，国や県民に対する大きな責任を帯び，厳しい使命を完遂するために病院もスタッフも強い覚悟をもって日々患者さんのケアにあたっている．公的な精神科病院の使命や覚悟はどのようなものか？ また，近年海外を中心に取り組まれている，統合失調症患者さんの回復が期待できるメソードについて，スタッフとともに挑戦を続ける院長にお話を伺った．

来住 由樹 地方独立行政法人 岡山県精神科医療センター院長

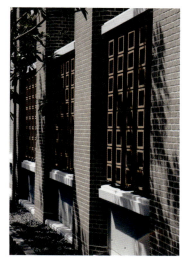

病院東面窓の飾り

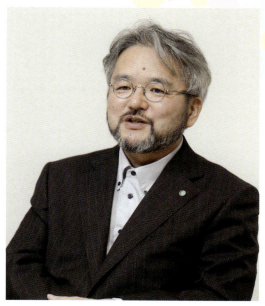

基づき1957年に岡山県立病院として設立されました．中島理事長は1998年（当時は院長として）赴任しました．当時，「県立の精神科病院はどうあるべきか，県民ニーズに沿う精神科医療とは何か」ということが，老朽化した建物の建て替えも含めてずっと検討されながら，つねに頓挫している最中，中島理事長は当院に大きな変革をもたらしました．赴任後，退院できる患者さんはすべて退院させ，開放病棟を閉鎖病棟に切り替えたのです．公的な医療機関として，重症の患者さんを受け入れるという原点に戻り，1998年から県立病院としての在り方を見直し再スタートしたのです．私は2000年に赴任しました．同年10月に県の精神科救急医療設備認定を受け，それ以来24時間365日，精神科救急医療の提供をしています．

2007年に，中島理事長の判断で地方独立行政法人（以下，独法）として舵を切りました．その結果，職員総数が年々著増し，2018年は独法化前（2006年）の約2.5倍，約252床に対して332人です（**表①**）．だからといって県からの予算は決して増えていません．県ではむしろ行政改革で人員削減が進められるなか，医師を一人増やすためにも役所と交渉が必要です．独法化すれば，自治体病院特有の制約がなくなり，経営の機動性，効率が格段に高まるのです．

一方で独自の判断で人事や予算を決定することは経営に対する厳しさも問われるわけですが，理念をつくり，挑戦することを定め，ともに責任を担うことになったのです．その結果，当院は独法化以降，大幅増収により全国でも屈指の経営効率化を

表① 地方独立行政法人移行前後の職員数の変化

職員数の年次推移　　　　　　　　　　　　　　　地方独立行政法人化　　　　　　　　　　　　2018.4.1時点

	1999	2000	2001	2002	2003	2004	2005	2006	2007	2008	2009	2010	2011	2012	2013	2014	2015	2016	2017	2018
医師	8	8	10	9	9	9	9	11	15 (+4)	16 (+1)	17 (+1)	22 (+5)	24 (+2)	24	32 (+8)	30 (-2)	30	34 (+4)	35 (+1)	32 (-3)
薬剤師	4	4	4	4	4	4	4	4	3 (-1)	3	3	4 (+1)	4	4	6 (+2)	6	6	6	6	6
放射線技師	1	1	1	1	1	1	1	1	1	1	1	1	1	1	1	1	1	1	1	1
臨床検査技師	4	3	3	3	3	3	3	3	1	1	1	2 (+1)	2	2	2	3 (+1)	3	3	3	3
作業療法士	3	3	3	3	3	3	3	3	3	7 (+4)	11 (+4)	16 (+5)	17 (+1)	17	17	17	16 (-1)	17 (+1)	17	17
臨床心理技術者	3	2	3	3	3	4	5	6	4 (-2)	5 (+1)	7 (+2)	11 (+4)	13 (+2)	15 (+2)	15	14 (-1)	14	12 (-2)	15 (+3)	16 (+1)
精神保健福祉士									4	6	7	16 (+9)	12 (-4)	13 (+1)	13 (+5)	16 (-2)	20 (+4)	22 (+2)	24 (+2)	25 (+1)
看護師	92	84	87	84	78	76	71	88	133 (+45)	158 (+25)	160 (+2)	159 (-1)	166 (+7)	170 (+4)	180 (+10)	191 (+11)	190 (-1)	196 (+6)	207 (+11)	205 (-2)
事務	15	13	13	12	12	15	12	13	16 (+3)	16	16	13 (-3)	19 (+6)	19	20 (+1)	21 (+1)	21	22 (+1)	22	22
診療情報管理士															1 (-1)	2 (+1)	2	2	2	2
管理栄養士	3	2	2	2	2	2	2	2	1 (-1)	1	2 (+1)	2	2	2	2	2	2	3 (+1)	3	2
計	133	120	126	121	115	118	109	130	184	216	226	248	262	269	294	302	305	317	335	332

注記：建替え開始／精神救急・依存症入院棟／新医師研修制度開始／後期研修医採用開始／児童・医療観察法入院棟／訪問看護・多職種体制

インタビュー

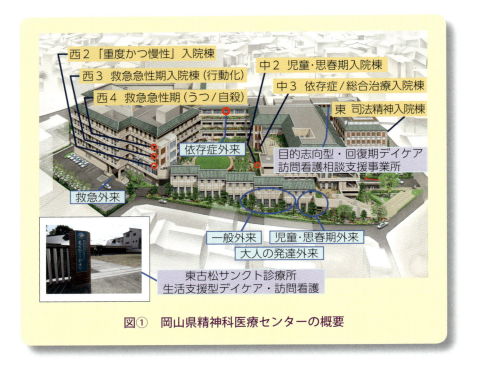

図① 岡山県精神科医療センターの概要

果たしたとして評価されました．中島理事長は独立行政法人協議会の会長を務め，自治体病院独法化の推進と運営支援に注力しています．

――人員配置に基準の厳しいスーパー救急（精神科救急入院料病棟）も導入しておられますね．

来住 そこが独法の強みで，前述のように人手を確保できたからこそです．人員確保が可能になってやるべきことがようやくできるようになったのです．しかしそれだけで患者さんの病気が治るわけではありません．必要条件が整ったのち，組織として成熟し目標を突破していくことが使命で，職員一人一人がつねに持っている大きな課題でもあるのです．すなわちその成熟していく過程のキーワードが「挑戦」であると考え，「24時間365日」「断らない」医療を目指しています．

――独法化後，建て替えをされた病院はレンガづくりで一見病院と思えない外観です．建物も含め当院のコンセプトを教えてください．

来住 老朽化した前病院を2003年から建て替え開始しました．前病院も同じ場所にあり，建て替えにあたり郊外に出ようという案も出ました．しかし精神科医療はアクセスしやすいことが一つの条件であり，ここは駅や市街地から至近で大学病院，市民病院，赤十字病院など医療ネットワークが優れていることから現地に留まることに決まりました．2007年に医療観察法医療の病棟を含めた現在の3病棟が完成し（図①），2013年には当院から徒歩約10分程度のところに訪問・通所型医療拠点施設 東古松サンクト診療所を設置しました．

さて当院は，壁はレンガで，窓の色は緑ですが，これはイギリス海軍の船底の色なのです．病室の窓は全部円く作られており病院全体が船をイメージしているのです．それも戦艦ではなく当院の職員300人くらいが乗る駆逐艦です．300人ぐらいの操舵は艦長が決断すれば右へ左へ曲がれます．それぐらい俊敏な役割をいの一番に果たす．そして沈まない．第二次世界大戦で最後まで沈まずに残った駆逐艦の艦名が「雪風」です．東日本大震災に当院から派遣した「こころのケアチーム」もこの「雪風」というニックネームでした．被災者の方のケアに尽くし，かつ当院スタッフも安全であってほしいという願いも込められていました．

当院の立地は，市保健所や消防署そして市役所といった公共施設が近隣にあり，住民の生活圏に位置しています．もし，精神科病院が自宅の隣に建ったらどうでしょう？　そのように精神科の病院は地域の反対運動が起こりがちです．そこで旧来の精神科病院らしからぬレンガや緑を取り入れた外観にし，精神科病院が地域に受け入れていただくことをま

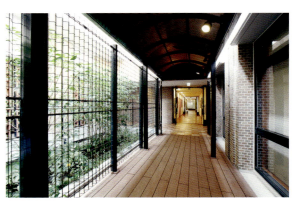

2階通路

ず考えました．建物の外観だけではなく，当院では作業所に通院されている患者さんたちに病院や診療所の周囲の清掃業務をしてもらっています．このように病院も患者さんも地域に存在している意識と責任を持つことが重要です．私自身，通院患者さんと地域住民の方々との間で問題が生じれば，すぐに飛んでいって町内会長はじめ地域の皆さんに謝罪して回ります．厳しいお言葉を頂きますが，ひたすらお詫びします．精神科病院が近くにあることで地域の方が困られたときの対応も，病院の重要な役割なのです．

——司法精神入院棟も併設されていますね．

来住 政策医療を担う当院は，医療観察法下の患者さんや重度かつ慢性の患者さんも受け入れます．いかなる事情がある人でも，回復に持ち込む責任があります．

精神科と司法は切り離せません．自傷他害があれば措置入院となります．本人の同意なしに強制入院させることを法律が許容しているのは，そのような形の保護なしには本人自身を治療・回復させるすべがないときということに限定されているからです．その環境はつねに暴力や他害などの刑法的な問題，自殺や自傷の問題など困難な問題とセットです．それを遂行するためには，医療と司法との両面からでなければ支援できないことがあるのです．

——当院では統合失調症の治療についてどのようにお考えでしょうか？

来住 精神科の病気は約75％が25歳以下に初回エピソードがあるといわれています．ですから統合失調症治療に関する私たちの使命は，一つは初回エピソードまたは適時に患者さんにアクセスしてもらい回復に持ち込むこと．もう一つは，措置入院を含め，他の施設では診れない困難な状況の患者さんも受け入れて，①回復に持ち込み慢性化を可能な限り阻止する，②今までの医療の中では困難だった人が少しでも自分らしく生きられるようにする．この二つがテーマです．さらに国や県民が公的な精神科病院に求めるニーズである，激しい症状を起こし得る患者さんに適時に適切に対応する．たとえば予約待機のあいだに殺人が起きるなどの事態を予防するなど，地域の方が安心して精神科患者さんを受け入れられることを保証することです．

——統合失調症にはどのような治療が効果的でしょうか？

来住 英国では，初回エピソードの方に発症後3年間，ケアマネジャーが付き地域のチームが伴走します．治療に加え，学校教育・家族・自立・就職・結婚の問題などを含めての伴走です．その方法を用い，わが国でも当院や東京都，三重県の5つの病院による無作為化比較試験（RCT）がおこなわれました．その結果，ケアマネジャーを付けた群で就労率が高く，患者さんが希望を持つことで回復力に差が出ることが明らかになりました．このような取り組みは英国やオーストラリアでは広がっていますが，わが国ではこれからというところです．国内でこの方法を取り入れられている流れに私たちも参画させて頂いています．

精神科の病気は，妄想や幻聴などが改善することで生活が安定し，生活が安定することで人間関係が安定し，勉学や就職などで自己実現が回復することで病気がさらによくなるという，いわば車の両輪のようなものです．当院では薬物療法に加え，包括的に患者さんの年齢の課題を一緒に解決する治療をおこなうことが重要と考え，初回エピソードの際はその点に力を入れています．

——身体科との連携はどのようにおこなっていますか？

来住 身体的問題で救急搬送が必要な患者さんに精神症状がある場合，総合病院への受け入れ決定に時間がかかり，他の急患のための救急車出動に支障をきたすことがあります．当院は要請があればいつでも当院スタッフが駆けつけて対応します．

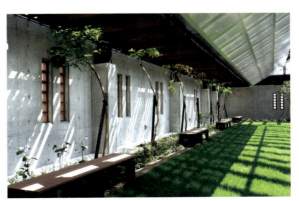

屋上の広場

インタビュー

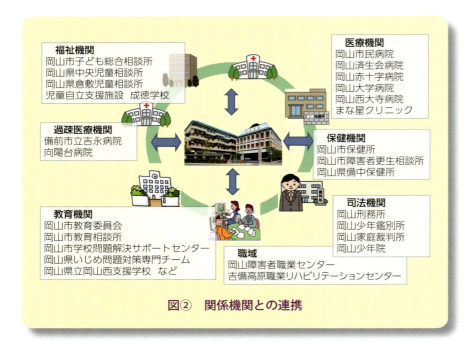

図②　関係機関との連携

その結果，実際に救急車の待機時間が2分半短くなったことは評価されると思います．適時に丁寧な対応を積み重ねることで身体科の先生が精神科を信頼して下さり，より良好な連携につながると考えています．

——急性期ではどのような工夫をされていますか？

来住　自殺企図があったり密度の高い観察が必要な患者さんへの対応としてスタッフの詰所の扉をつねにオープンにしています．患者さんの気配を察知するには扉は邪魔です．しかしプライバシーとの折り合い点から，患者さんに詰所の中で過ごしてもらったり，観察エリアと詰所の間にスタッフ側だけ扉はないつくりの病棟となっています．

——患者さんの退院，地域移行，地域定着への対応はいかがですか？

来住　精神科リハビリテーション（デイケア）を従来の生活支援型（東古松サンクト診療所）に加え，回復促進型を設けました．急性期後期の患者さんに，疾病理解，就労準備，生活安定など退院に向けての支援をおこなうためです．退院して単身アパートなどで生活されている慢性期患者さんに対しては，地域に根差した生活支援をしっかりおこなう必要があり，東古松サンクト診療所がプラットホームとなり外来診療，デイケア，訪問診療，アウトリーチを通して，再発予防と安定した地域生活に寄与しています．

——小児の精神病治療にも力を入れておられますね．

来住　当院は，岡山県の「子どもの心の診療拠点病院」です．私は思春期の治療に専門的に取り組みましたが，思春期をやればやるほど学童期の課題に行き着き，学童期をやればやるほど幼児期の課題に行き着きます．予防的な介入として，幼児を診ている施設や児童相談所へ当院から医師を派遣するようになりました．ライフステージに応じた診療が連続しておこなわれることが望まれます．

——今後へのお考えを一言お願いします．

来住　今回は当院の精神科医療における公的なセイフティネットワークとしての位置づけを中心にご紹介しました．しかし，病院だけでできることは限られていますので，各関係機関との連携を強め（**図②**），「組んで面にして支える」ということを一歩一歩推し進めていきたい，そう願っています．

——ありがとうございました．

Profile

来住 由樹（きし・よしき）
地方独立行政法人
岡山県精神科医療センター　院長

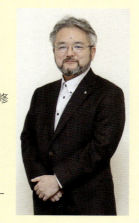

1965年	兵庫県生まれ
1990年	岡山大学医学部卒業 茅ヶ崎徳洲会総合病院・湘南鎌倉病院初期研修
1992年	岡山大学大学院医学研究科衛生学教室
1994年	岡山大学病院精神科神経科 精神神経病態学教室
1994年10月	医療法人造山会まきび病院
2000年	岡山県立岡山病院
2007年	地方独立行政法人岡山県精神科医療センター（岡山県立岡山病院から改組）
2015年より現職	

特集　地方独立行政法人　岡山県精神科医療センター

見る！聞く！　看護のポイントインタビュー

行動制限最小化につながる看護のポイント

福山 睦美
地方独立行政法人　岡山県精神科医療センター　看護師長

大東 真弓
地方独立行政法人　岡山県精神科医療センター　看護師長

精神科看護を選択した理由

福山　私は一般科の病院に20年近く勤めていました．そこでは救急病棟での処置や業務の忙しさに流されてしまい，患者さんの声をゆっくり拾いながら看護をするなどといった思うような看護ができませんでした．内科病棟で末期の方を看ていたときも点滴など処置が多く，患者さんに寄り添って話を聞く時間が持てず，それが残念でした．患者さんの声を拾いながら寄り添うケアができるところで働きたいと考えていたなかで，尊敬する先輩方が精神科病院である当院に転職されましたので，精神科の看護はどんなものかと興味を持つようになりました．

大東　私の場合は学生のときの指導教員がすごく魅力的に精神科の話をしてくれたことと，当院がまだ建て替え前のときに実習に来て，担当させてもらった患者さんとの関わりのなかで，精神科の患者さんは純粋で優しい人が多いなと思ったのがスタートです．当初，私は養護教諭を目指しており，その一方で看護の知識や技術を教育に活かすつもりで看護師の資格も取得しました．就職は養護教諭として何年か勤務していました．子育てのため勤めを中断し，再度仕事をしたいと思ったときに，精神科から声をかけていただきました．過去の当院でのよい印象があり，働いてみようと思ったのが精神科看護のはじまりです．そこで働いていたときに，当院に就職していた知人から声を掛けられましたので，チャレンジする気持ちで思い切って当院へ転職しました．

患者さんの思いを聞きながらの看護
― チャレンジ精神旺盛な病院 ―

福山　こちらにきて10年くらい，本当に時間をかけて患者さんの思いを聞きながら看護に携わることができました．ここでは患者さんのために必要なことなら看護師にある程度の裁量を持たせてもらっています．以前，拒絶がある患者さんとの関係構築のためにも，患者さんの希望をかなえてあげたいと考え上司に相談したところ許可され，患者さんの希望をかなえてあげることができました．患者さんも喜ばれ，関係構築につながりました．最近は当院が急性期に重点を置くようになり，そのような時間が少し取りにくくなりましたが，基本は変わらないと思います．

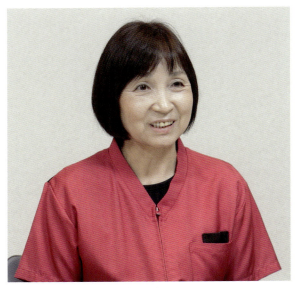
大東 真弓

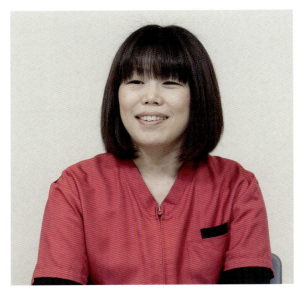
福山 睦美

　当院は，厳しいルールにとらわれず，きちんとリスクの管理や評価をしながら，患者さんにとって必要なことであれば計画を立てて柔軟な取り組みをしています．そしてそれが患者さんとの関係構築に効果的であれば，看護部で共有し，ツールとして活かしています．

大東　勤務しはじめた当初は，「患者さんのためになるのならチャレンジしよう！」という当院の看護スタッフはじめ，職員皆のモチベーションの高さに圧倒されました．それは今も変わらず，職場としての魅力でもあると思います．看護実習生を多数の看護大学や専門学校から受け入れており，そのなかから，新卒で当院を選ばれる方も多いです．精神科医療の現場で実際に看護師が働いている姿や実習を通して魅力を感じていただけているのだと思います．既卒の方も，先に入職した方たちの声などを聞きながら自分もと転職してこられる方も多いです．また看護教育も盛んにおこなわれています．たとえば教育システムの一環として看護研究委員会が組織されており，入職2年目の看護師が日頃の看護から事例をまとめて学会等で発表するのをサポートしています．これにより，研究がはじめての看護師にも安心して看護研究に取り組んでもらっています．

公的な病院としての特徴

福山　当院は全棟閉鎖入院棟ですので，行動制限最小化に取り組みつつ患者さんの回復を促進しています．退院後もリハビリをつづけたり，再発が心配な患者さんはデイケアに通ったりと，当院の訪問看護が手厚く支えています．退院時がスタートという考えで，見守りや再発予防の取り組みをシステム化しておこなっています．
　当院では6の入院病棟があり（p.10参照），「重度かつ慢性」入院棟，救急急性期入院棟が2病棟，その他に依存症/総合治療入院棟，児童・思春期入院棟，司法精神入院棟です．医療観察下にある司法精神入院棟においても患者さんの回復と社会復帰に向けた医療や看護は基本的には同様です．

大東　公的な病院の役割として，どのような患者さんでも入院を断らず，24時間365日，精神科救急医療に対応し続けています．
　また総合病院と日ごろから上手く連携が取れているため，重篤な身体科症状を併発した場合にはタイムリーに転院を受けていただき，回復されればまた当院に戻っていただくような連携ができています．何かあったときにはすぐにその連携医療を通して診療していただけるので患者さんや家族だけでなく私たち看護師も安心です．

地域移行の促進とスーパー救急の実際

福山　当院が力を入れているスーパー救急では，平均在院日数が50日を切っています．重度かつ慢性でむずかしい方もおられますが，多職種で集中的に手厚く関わりながら早期の行動制限最小化に取り組み，リハビリを

おこないながら3ヵ月以内の退院を目指し，概ねクリアしています．

スーパー救急の実際は，まず患者さんが入院後，医師とケースワーカーや看護師などの多職種チームが組まれ約1週間以内に，患者さんの全体像を把握し今後の方針を立てるためのカンファレンスをおこないます．その後，初期の薬物治療や集中的な治療が施行されるなかで，看護師は患者さんとの関係構築，ケースワーカーなどは患者さんをめぐる社会状況の確認や背景の整理をおこないます．2週目のカンファレンスでは経過をみながら，1週目に立案した治療計画に修正がないかを確認して，方針や計画に修正がなければ1ヵ月目をどのように迎えるかについて相談します．薬物治療の効果をみながら，リハビリや生活視点にもとづいた活動の拡大を検討します．

1ヵ月目には，患者さんの行動や思考がまとまってきたところで，疾患教育をしたり，家族の方に病気を知っていただく会に出席していただいたりします．患者さんの状況が落ち着いてくれば早くに地域生活に戻れるように外出や外泊などをおこない，そこでの病状評価をしながら退院に向けた体制を整えていきます．退院後にどのような生活ができるか，患者さんご本人，ご家族の退院後の生活の希望などをお聞きしながら，退院後の支援体制を整えます．

このように，急性期の患者さんも，入院時から退院を見据えた地域移行後のプランを考え，さらに入院早期から自宅訪問を実施することで具体的な生活をイメージしながら支援することが可能となります．

当院独自の看護体制の特徴

大東 当院は従来のプライマリーナーシングとチーム医療を組み合わせた，モジュール型プライマリーナーシングを生かしつつ，2年前から福井大学が開発された

入院棟		○○ ○○		長期目標	
		入院日	2018/1/1		
担当スタッフ	○Dr，○Ns，○PSW，○OT，○CP，○DCスタッフ，○訪問Ns			評価日（1回目）	
1	精神科診断（項目2，3は除く），精神症状とそれによる機能障害・適応不全		アセスメント		
			目標・プラン		
2	アルコール，薬物など物質使用障害，ギャンブル，ネットなど嗜癖行動障害		アセスメント		
			目標・プラン		
3	知的障害，発達障害，パーソナリティ特性		アセスメント		
			目標・プラン		
4	自傷自殺企図，他害行為，触法行為などの既往		アセスメント		
			目標・プラン		
5	日常生活，セルフケア上の問題点		アセスメント		
			目標・プラン		
6	身体合併症，アレルギー，治療による有害事象		アセスメント		
			目標・プラン		
7	治療関係，現実検討，病識，治療アドヒアランス		アセスメント		
			目標・プラン		
8	キーパーソン，家族，その他の支援機関の状況		アセスメント		
			目標・プラン		
9	退院先，日中活動や役割，通院医療機関，通院手段		アセスメント		
			目標・プラン		
10	退院後に必要な精神保健（介護保険）サービス		アセスメント		
			目標・プラン		
11	経済状況，生活費，金銭管理能力		アセスメント		
			目標・プラン		
12	緊急時の対応，クライシスプラン		アセスメント		
			目標・プラン		
13	ストレングス，患者や家族の意向，他の特記事項		アセスメント		
			目標・プラン		
				看護要約	

図①　チーム治療のための13項目からなる共通評価項目

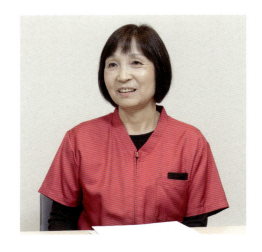
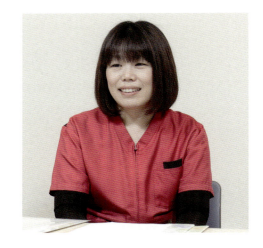

パートナーシップ・ナーシングシステム（PNS）を参考にした当院バージョンの体制を取り入れています．具体的には，二人ずつのパートナーを組み何名かの患者さんを担当し，アセスメントや看護ケアをおこないます．年間で固定したパートナーと組み，良きパートナーとして互いが自立し，対等な立場でお互いの強みを生かしながら補完・協力し合うことで，二人三脚によってより安全で質の高い看護を提供することができます．パートナー同士が互いに高め合いスキルアップすることが期待でき，ベテランが若いスタッフを指導するだけではなく，ベテランも新人や若いスタッフからいろいろな学びを得ることも期待できます．

福山 当院はもともと安全と安心感に重点を置き，集中治療室（PICU：Psychiatry Intensive Care Unit）では複

図② 行動制限最小化検討シート

数名で対応しています．患者さんとの関わりのなかで，たとえば服薬困難な患者さんに対して看護師個人では打開できないというときに，パートナーと動くことで相談しながら，または先輩のやり方をみて看護ができるようになるなど，その場でOJT（On-the-Job Training）ができる点などで効果を発揮していると思います．

大東 PNSという看護体制をはじめて導入したのは司法精神入院棟です．司法精神入院棟では，専門的多職種チーム（MDT：Multi Disciplinary Team）という，入院患者さん1名に対し，医師・看護師・心理療法士・作業療法士・精神保健福祉士の5職種からなるMDTを組んで医療にあたります．

多職種でチーム医療をおこなう際，医師からのトップダウンの伝達や治療方針の決定に沿ってコメディカルが動くのではなく，MDTを通して，患者さんの回復のためであれば多職種がお互いに意見を言い合える風土が培われておりましたので，PNSがスムーズに導入できたと思います．他の入院棟でもこのような多職種チームが成果を出しPNSを順次導入しております．

また医療観察法では患者さんの状況を17の項目に沿って評価する共通評価項目があります．それを他の入院棟でも13項目（図①）に絞ってチーム治療計画として作成し，全病棟で実際に使用しています．アセスメントツールとして活用しPNSでの看護展開や多職種チーム医療に活かしています．

行動制限最小化への取り組み

大東 行動制限最小化委員会による院内審査とあわせ，行動制限最小化検討シート（図②）を用いて評価しています．どうすれば患者さんの隔離や拘束を解除できるか，なぜできないのかを明確にして方策を立てます．そして，どうすれば解除できるかを項目に沿って定期的に評価し検討しています．

福山 看護師は「何か起きそうだから不安」という感覚に陥りやすいので，これを前向きにおこなうためには，看護師が不安に思うこと，患者さんにとっての利益や不利益について情報整理をおこないます．そして患者さんの強みにポイントを当て，解除へ向けた関わりをどのようにすればよいかを検討します．

何を観察し，どこを重点的にケアすればうまく解除につながるかを項目ごとに検討することで，最終的には解除することができるのです．解除までに時間がかかる患者さんでは日々の業務にとどまることなく，視点を少し変えてみることでスムーズに解除できるのではないでしょうか．

精神科看護の醍醐味とは

大東 重症度が高く退院が困難に思える患者さんでも，患者さんの回復を信じ，できることを少しずつ患者さんと取り組むことで実際に回復していくのは，過程も含め，本当にうれしく思います．退院されてからご自宅で，自分のやりたい楽しみをみつけてのびのびと生活をされている様子を伺うと，決して諦めてはいけないのだと思います．回復を信じ社会復帰を果たすために，私たちができる支援を一緒にさせていただくところが醍醐味といえます．

福山 本当にそのとおりです．病気があるがゆえに，社会的に生きにくくなったというつらさを一緒に共感しながら，それでも今後，患者さんがその人らしく生きていくための支援ができるところが，精神科看護師としてのやりがいになっていると思います．

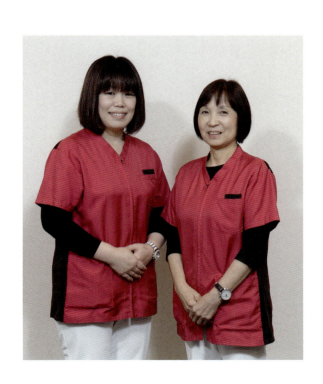

特集　地方独立行政法人　岡山県精神科医療センター

レクチャー

アルコール使用障害の治療の流れ
～単純化と複雑化のはざまで

橋本 望
地方独立行政法人
岡山県精神科医療センター　医長

はじめに

突然ではあるが，皆さんに質問をしたい．
質問）　バットとボールはセットで1ドル10セントしました．バットはボールより1ドル高い．ボールはいくらですか？

大多数の人は，自信を持ってすばやく，ボールは10セントだと答える．しかし，正しい答えはボールが5セントで，バットが1ドル5セントである．興味深いのは，ハーバード大学など高学歴の学生でも，50%以上が答えを間違えるという．カーネマン教授らは，「さまざまなバイアスや盲点は，人間の愚かさの症状ではない．それらは人間性の本質的な要素であり，長い進化を遂げてきた脳が持つ，避けがたい副作用といえる」と述べている[1]．

物質使用障害とギャンブルなどの行為嗜癖を含むアディクションは，多面的 multifaceted で 複雑 complex な病気である．それは，人間の持つ多様性を反映しており，単一の治療法が，すべての人に必ずしも当てはまるわけではない（one size does not fit all）ことを意味している．冒頭に挙げた例は，アディクションへの対応にみられることの多い単純化された捉え方や，直感的な解決法に固執することの危険性を私たちに示している．筆者が翻訳出版した「アディクションのメカニズム」[2]では，複雑なアディクションの成因が解説され，提案する統一モデルの中で，それぞれの要因が位置づけられている．筆者は，治療の流れ（図①）をスタッフと共有するための試み（単純化）と同時に，複雑な見立てについてのビジュアライズを目指す途上にある．本稿では，アルコール使用障害の治療の流れの解説とともに，その一部を紹介したい．

1. 初診

初診時には，精神科併存症と身体的な評価をおこなう．身体的に重篤な場合には，総合病院へ連絡し，内科的な入院加療について協議する．精神科併存症がある場合には，アルコール治療と同時に，それらの治療も検討する．依存症でない場合には，多量飲酒者に対する飲酒低減を目指したブリーフインターベンションをおこなう[3]．初診のみですべてのアセスメントをおこなうことはむずかしく，動機づけ面接を用いて，治療関係を構築し，通院継続のなかでアセスメントを深めていく．

2. 断酒治療を希望しない場合

飲酒からもたらされる害（ハーム）の低減（リダクション）を検討する．たとえば，ブリーフインターベンションをおこないながら，飲酒量低減を目指し，身体的な害の軽減をはかる．かかりつけ医との協働により，アルコールがもたらす健康上の害について，より正しい認識を持てるように促す．また，近く発売されるナルメフェン等の適応も検討することができる．また，飲酒運転の可能性について尋ねその予防法について検討することや，家庭内暴力の存在や子どもへの虐待のリスクアセスメントと適切な介入をおこなう．家庭内暴力に関しては，当事者は，加害者である場合もあれば，被害者となることもあることを念頭に置いておく．家族教室などに参加し，コミュニケーションスキルを改善するだけでも暴力問題を回避できる可能性が高まる．最近では，CRAFT（community reinforcement and family training）などの家族アプローチが普及しつつある[4]．このように，本人が断酒治療をすぐに決断できなくても，治療者ができることは多くあると考えるべきである．

3. 外来解毒治療

解毒治療への同意がある場合，外来でおこなうか，入院でおこなうかを検討する．外来で解毒治療をおこなう場合の条件として，①離脱けいれん発作，せん妄の既往

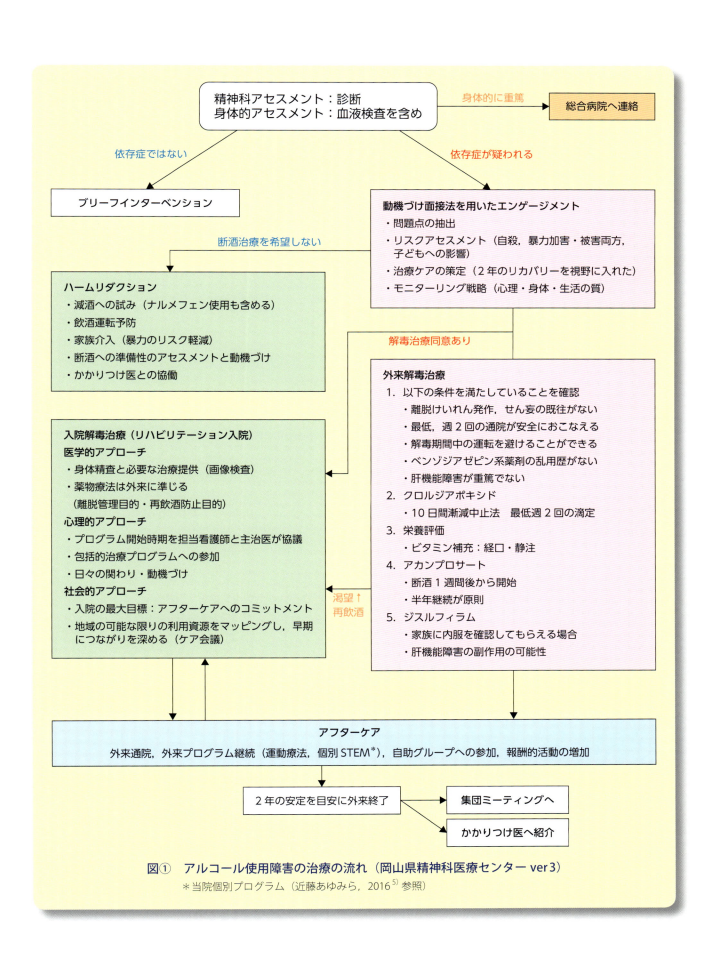

図① アルコール使用障害の治療の流れ（岡山県精神科医療センター ver3）
＊当院個別プログラム（近藤あゆみら，2016[5]）参照）

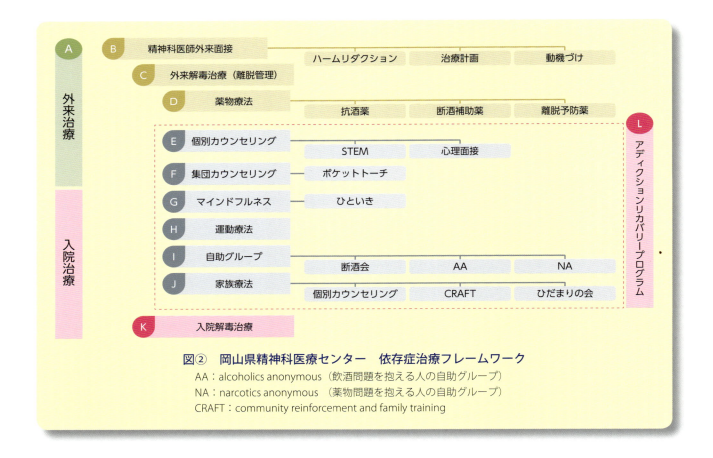

図② 岡山県精神科医療センター 依存症治療フレームワーク
AA：alcoholics anonymous（飲酒問題を抱える人の自助グループ）
NA：narcotics anonymous（薬物問題を抱える人の自助グループ）
CRAFT：community reinforcement and family training

がないこと，②離脱予防のためのベンゾジアゼピン（Bz）系薬剤の滴定や漸減が必要となるため，週に2回通院が安全におこなえること，③解毒期間中の運転を避けることができること，④Bz系薬剤の乱用歴がないこと，⑤肝機能障害が重篤でないことなどを確認する．上記を満たさない場合には，入院での解毒治療を検討したほうが安全である．離脱予防のBz系薬剤としては，わが国では，ジアゼパムが用いられることが最も多いが，モーズレイの処方ガイドラインでは，クロルジアゼポキシドを用いるとしている．肝障害が重篤でなく，断酒への動機が明確な患者には，ジスルフィラム等の抗酒薬の併用が検討できる．その場合，飲酒渇望への低減作用は少ないが，家族に服薬を確実に確認してもらうことで，断酒効果が高まり，家族の安心にもつながり，家族関係の緊張が緩和することが期待できると説明をする．Bz系薬剤を漸減しながら，断酒が7〜10日成功した場合には，アカンプロサートの使用を提案する．Bz系薬剤が減らされることへの不安が強い患者も，アカンプロサートの使用などで安心することが多い．

4. 入院治療〜アフターケア

入院解毒治療の最大のメリットは，離脱症状や睡眠障害への手当てが丁寧かつ安全におこなえることである．また，アディクションリカバリープログラム（addiction recovery program：ARP）への参加の動機づけを離脱期からおこなうことができる．ARPの内容は，選択して参加することも可能であり，外来からの参加もできるように運営し，効率化をはかっている（図②）．入院治療の最大の目的は，身体と精神状態の回復のみならず，退院後の治療計画へのコミットメントができることだと考えている．入院中にいかに，熱心に治療に取り組んだとしても，退院後に何もしなければ，その治療効果は，期間が経つにつれて薄れていく．

5. 多軸によるアセスメント

回復までに要する期間や治療の濃さも人それぞれ違う．再飲酒をくり返し，入院が複数回となる場合も少なくない．そのような場合には，毎回同じアプローチをするよりも，とくに個別に見立て，より重点的に介入すべ

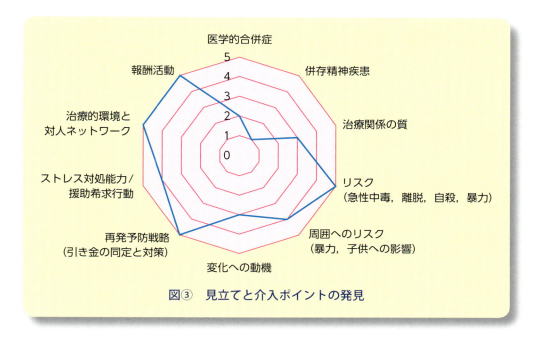

図③　見立てと介入ポイントの発見

きポイントを発見していくことが重要になってくる．物質使用障害に有効な心理社会的治療法の基礎となる四つの構成要素について論じた Moos の文献[6] を参考に，①治療関係の質，②断酒することに対して，あるいは断酒した生活に対して報酬があること，③ロールモデルや飲酒しない価値観をもつ人からの影響を受ける機会があること，④飲酒欲求への対処スキルや自己効力感の向上を含めた 10 軸によるアセスメントをビジュアル化し，スタッフと共有することを試みている（図③）．このアセスメントは，治療と直結するため，実用性が高い．

おわりに

　アルコール依存症は，多面的で複雑な病気であり，直感的には理解しにくい病気である．その複雑さのために，精神科医にも敬遠されがちであるが，これまでのさまざまな研究が，われわれに治療的指針をもたらしてくれている．今後，エビデンスにもとづく治療と支援を，いかに効率的にスタッフ教育で広めていくかが一つの研究テーマとなっている．多くのアディクションに苦しむ人が救われるためには，このような教育が，精神科医療のみならず，幅広い領域において浸透していくことが重要である．

文献

1) ダニエル・カーネマン：ファスト＆スロー（上），早川書房，東京，2013
2) 橋本望翻訳：アディクションのメカニズム，金剛出版，東京，2017
3) 杠岳文：アルコール関連問題の早期介入プログラム：HAPPY．医学のあゆみ **254**：983-987, 2015
4) 吉田精次：依存症者を持つ家族に対する CRAFT を活用した支援（特集　家族支援）．更生保護 **68**(8)：12-17, 2017
5) 近藤あゆみ，佐藤嘉孝，松本俊彦：薬物依存症外来治療プログラム「STEM」の有効性評価．日本アルコール・薬物医学会雑誌 **51**：26-37, 2016
6) Moos RH: Theory-based active ingredients of effective treatments for substance use disorders. *Drug Alcohol Depend* **88**：109-121, 2007

統合失調症における薬物療法の考え方

稲田　健
（東京女子医科大学神経精神科　講師）

はじめに

統合失調症は，100人に1人弱が罹患する身近な疾患で，おもに青年期に発症し，幻覚や妄想，自我障害，認知機能障害などの特有な精神症状により診断されます．発症原因ははっきりとはわかっていませんが，発症しやすい素因（脆弱性）と心理社会的な因子の相互作用によって発症すると考えられています．回復する疾患ですが再発もしやすく，多くは慢性の経過をたどります．

1. 統合失調症の症状と評価

統合失調症でよく認められる症状として幻覚や妄想を伴う「陽性症状」，気力ややる気が欠落した状態の「陰性症状」，さらには学習や集中力に問題が生じる「認知機能障害」などがあります．幻覚とは対象のない誤った知覚，妄想とは訂正不能な誤った考えです．自我の障害では，自分の考えや行動が自分のものであるという意識が障害されます．これらは統合失調症に特徴的な症状ではありますが，統合失調症だけにみられる症状ではありません．つまり「この症状があれば統合失調症である」といえるような症状はありません．

診断においては，統合失調症に特徴的な症状群を有することを確認します．また表に示すように精神症状をきたす疾患があるのでそれらを除外します．

2. 統合失調症の薬物療法

統合失調症では治療を段階的にとらえ，それぞれに対応した治療介入をおこないます．薬物療法とリハビリテーションを個別のものとは考えずに包括的治療をおこないますが，薬物療法は包括的治療の基盤となります．

薬物療法では，第二世代抗精神病薬の単剤治療を原則とします．多剤併用することで，副作用よりも多くの利益を得ることは少なく，とくに統合失調症の多彩な症状を多剤大量療法の抗精神病薬で改善させるには無理があります．周辺症状に対しては補助治療薬を組み合わせますが，周辺症状の改善後は漸減して中止します．

3. 急性期の治療

急性期は幻覚・妄想などの異常体験があり，疲弊状態や神経過敏状態となっている時期です．時には過敏症状から猜疑心，敵意を抱き，興奮や攻撃性を示すこともあります．これらの興奮や攻撃性は，結果として患者さんの社会的機能をひどく損なう可能性があり，薬物療法のほか，入院による保護も検討します．

1）薬剤選択

抗精神病薬は，ドパミンD_2受容体を介する神経伝達を調整するという点で共通の薬理作用を有しますが，ドパミンD_2受容体への親和性や作用特性，ドパミンD_2受容体以外の受容体への作用は個々の薬物で異なり，こ

表　精神症状をきたす疾患
医薬品を含む精神作用物質によって誘発される精神症状
脳腫瘍や脳炎など中枢神経系の障害に起因する精神症状
全身性エリテマトーデス（SLE）や甲状腺機能障害など身体疾患に起因する精神症状
双極性障害や単極性うつ病などの気分障害

れが個々の薬物の作用と副作用の特徴に関連します．

2）用量設定と治療評価

　向精神病薬の1剤を選択し，少量から開始し，数日間効果と副作用をみて適切と思われる投与量まで増量します．抗精神病薬の効果は早ければ数日で効果が得られますが，その投与量における最大効果を得るためには数日を要します．この間に，早まった増量や併用薬の追加をおこなわないことも大切で，不快な副作用がなければ，2～4週間の経過をみるようにしましょう．投与前には効果と副作用について患者さんに説明し，十分な理解を得ることが治療維持につながります．

　一つの薬剤が無効であった場合には，他の抗精神病薬への変更を考慮します．急激な薬剤の変更は離脱症状を伴うことがあるので，変更時には2剤目を少量追加しながら，前薬を漸減する方法が用いられます．

4. 回復期から安定期における服薬継続の重要性

　治療では薬物療法による急性期症状の安定に引きつづき，社会機能の回復を目指します．社会機能の回復を目指すには，認知機能を改善することが必要ですが，認知機能や社会機能は再発をくり返すごとに徐々に悪化し，回復がむずかしくなります．このため，再発を防ぐことが何よりも重要です．そして統合失調症の再発を抑制するには抗精神病薬の継続が必要不可欠といえます．通常は急性期に用いた薬物をそのまま継続します．

　再発予防の用量と期間については，まだ結論は得られていません．文献的にも経験的にも，急性期よりも低用量で再発を予防すると考えられ，また服薬不要となる症例もあります．しかし現時点において，どのような症例にどの程度の用量が最適であるかを決定しうる指標はありません．米国精神医学会（American Psychiatric Association：APA）のガイドラインでは，複数回の再発をくり返した場合や，5年以内に2回以上の再発を生じた既往歴のある患者さんは，無期限に服薬を継続すべきとしています．

　現実の臨床では患者さんと家族に再発リスクを説明したうえで，精神症状が完全に安定していて，かつ患者さんの希望が強い場合に，数年かけて慎重に最小量まで漸減する．減量後も定期的な通院は継続し，再発が生じた場合の対応も相談しておくなどの対応が必要です．

おわりに

　統合失調症の治療は，薬物治療やリハビリテーションなど包括的におこなうべきです．医師，看護師，薬剤師そして作業療法士やケースワーカーなどの医療スタッフによる専門性を生かした介入が必要で，薬物療法はその基盤となります．

Schizophrenia Care
カロリーカットレシピ

ライフスタイルに合わせた簡単でおいしくヘルシーなレシピをご紹介

たけのこと新玉ねぎと鶏ささ身の梅蒸し炒め

〔119kcal（1人分換算）〕　　監修：栄養士/調理師　田村 佳子

ヘルシーなスタミナ料理です．鶏ささ身に含まれるビタミンB群がエネルギー代謝の効率を上げ，たけのこのアスパラギン酸などのアミノ酸，梅干しのクエン酸が疲労回復を促してくれます．カロリーを上げずに，しっかりスタミナをつけることができ，食も進むさっぱりメニューです．

料理のポイント： 鶏ささ身は加熱するとかたくなりやすいので，身が直接フライパンに当たるとぱさつきます．野菜を下に引いた状態でふたをし，蒸して火を通すと美味しく仕上がります．また，短時間で味をしみ込ませるために，炒める前に調味料と馴染ませておくことがポイントです．

作り方

1. たけのこをひと口サイズの薄切りにし，サッと洗います．臭みがある場合は，温める程度にサッとゆで，鍋に水を流し入れながらゆっくり冷まし，アクを取り除いてください．
2. 鶏ささ身はぶつ切りに，玉ねぎは3mm程度の千切りに，小松菜はざく切りにします．梅干しは種を取り，細かく刻んでおきます．
3. 保存袋にたけのこ，鶏ささ身，玉ねぎを入れ，しょうゆ，酒，はちみつ，刻んだ梅干しをよく混ぜ合わせてから加え，よくもみ込んでから10分ほどなじませておきます．
4. フライパンに玉ねぎとたけのこを広げ，その上に鶏ささ身をのせ，ふたをして10分弱火で蒸します．漬け汁も一緒に加えてください．
5. 小松菜の茎を加えてふたをし，2分蒸します．
6. ふたをあけて強火にし，小松菜の葉を加えてしんなりするまで炒めます．
7. 熱々のまま盛り付けて食べても，冷やして食べても美味しくいただけます．

材料（2人分）

- 鶏ささ身：100g
- 新玉ねぎ：100g
- たけのこ（水煮）：80g
- 小松菜：50g
- 梅干し：1個
- 酒：大さじ2
- しょうゆ：小さじ1
- はちみつ：小さじ1

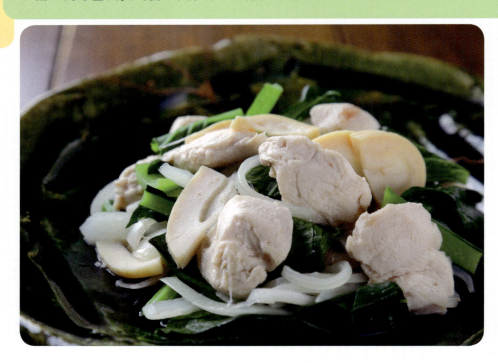